Dr. med. Ulrich Strunz

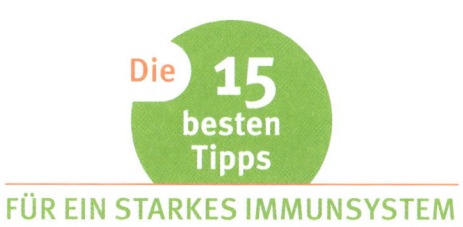

Die **15** besten Tipps

FÜR EIN STARKES IMMUNSYSTEM

Impressum

3. Auflage
© 2020 by Wilhelm Heyne Verlag, München
in der Verlagsgruppe Random House, Neumarkter Str. 28, 81673 München
www.heyne.de

Redaktion: Christian Wolf, Ernst Dahlke
Bildredaktion: Tanja Zielezniak
Coverdesign: Eisele Grafik-Design, München
Layout/Satz: Buch-Werkstatt GmbH, Bad Aibling/Kim Winzen

Druck und Bindung: CPI books GmbH, Leck
Printed in the Czech Republic

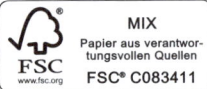

Verlagsgruppe Random House FSC®-N001967

ISBN: 978-3-453-60575-6

Dank

Ich danke Anne Jacoby für ihre großartige Unterstützung.

Haftungsausschluss

Die Ratschläge in diesem Buch sind sorgfältig erwogen und geprüft. Sie bieten jedoch keinen Ersatz für kompetenten medizinischen Rat. Alle Angaben in diesem Buch erfolgen daher ohne jegliche Gewährleistung oder Garantie seitens des Autors und des Verlages. Eine Haftung des Autors bzw. des Verlages und seiner Beauftragten für Personen-, Sach- und Vermögensschäden ist ausgeschlossen.

Bildnachweis

Mauritius Images: U1 (Photobeps / Alamy); Privatarchiv Dr. med. Ulrich Strunz: 4; iStockphoto: 7 (YakobchukOlena), 8 (selvanegra), 10 (Andrej Jelkin), 11 (baibaz), 13 (dianazh), 17 (baibaz), 18 (photoshkolnik), 22 (cheche22), 25 (CasarsaGuru), 28 (Mladen Zivkovic), 31 (FatCamera), 34 (Mkovalevskaya), 37 (PeopleImages), 41 (AntonioGuillem), 44 (FluxFactory), 47 (Ridofranz), 50 (123ducu)

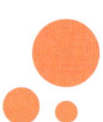

Inhalt

IMMUN!

Dass ein so kleines Ding in so kurzer Zeit die ganze große Welt auf den Kopf stellt, das hat es wohl so noch nie gegeben. Das kleine Ding: SARS-CoV-2. Ein neues Coronavirus. Die Reaktion: Panik. Warten auf Medikamente, auf Impfstoffe.

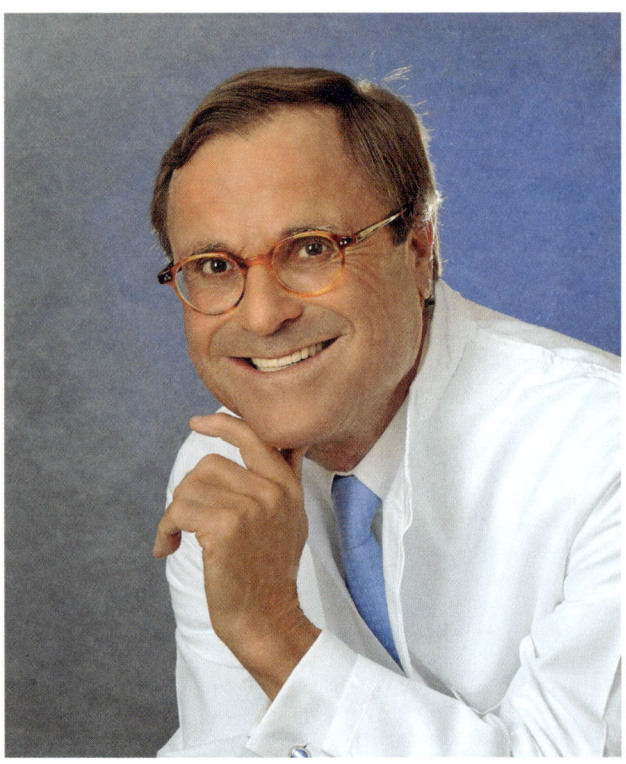

Ich sage: Warum warten? Sie haben doch schon, was Sie jetzt so dringend brauchen. Ihr Immunsystem. Machen Sie es stärker! Das Virus kann – wie jedes andere Virus auch – sowieso nur auf eine einzige Art bekämpft werden: mit Ihrer angeborenen Abwehrkraft. Pillen und Impfungen unterstützen genau dieses System. Das Immunsystem ist enorm schlagkräftig, und das war immer schon so. Das war schon vor hunderttausend Jahren so. Das ist der Grund, warum der Mensch in seiner langen Geschichte so viele Zumutungen überlebt hat.

Ihr Immunsystem ist schon da, es ist schon bereit und es lässt sich sehr schnell noch viel stärker machen als es schon ist. Das geht mit drei sehr einfachen Zutaten: Bewegen Sie sich, gönnen Sie Ihrem Körper Vitalstoffe und Ihrem Geist ein paar Glückseinheiten – und Sie werden täglich mehr und mehr immun. Resistent. Und fühlen sich auch noch besser, jünger, fitter.

Machen Sie mit: mit meinen 15 wichtigsten Tipps.

Bleiben Sie gesund!

Wünscht Ihnen, Ihr

U. Struns

WAPPNEN SIE JEDE ZELLE

Es ist ja schon da: Ihr Immunsystem. Es ist darauf eingestellt, alle möglichen Eindringlinge – Viren, Bakterien, Parasiten – schnell und effektiv zu vernichten. Gerade auch die, die es noch nicht kennt, die ganz kleinen und ganz gemeinen: Viren. Sie sind eine sehr einfache Spezies, die unser Immunsystem jedes Jahr mit anderen Varianten herausfordert. Jetzt eben: SARS-CoV-2, kurz: Corona.

Eine besonders fiese Virenvariante, weil besonders schnell ansteckend und besonders schnell tödlich – aber nur bei Menschen mit unzureichender angeborener Abwehr. Die anderen: merken gar nichts. Oder husten ein wenig. Dann: Alles wieder gut. Wie das geht, hat ein Team um Katherine Kedzierska vom *Peter Doherty Institute for Infection and Immunity* im australischen Melbourne protokolliert.

Am siebten Tag war das Virus weg

Eine 47-jährige Frau aus Wuhan begibt sich in die Notaufnahme einer Melbourner Klinik. Sie hat Fieber, einen Puls von 120, ihre Lungen rasseln beim Atmen, man behält sie da. Nach vier Tagen entdeckt man das Coronavirus, weitere Tests an den beiden folgenden Tagen sind positiv. Das Virus schleust sich über die ACE-2-Rezeptoren in immer mehr Zellen ein, um sich zu vervielfachen. Aber nicht unbemerkt: RNA-Viren können sich nicht im Erbgut einer Zelle verstecken (Herpes macht das). Wenn sie versuchen, an den inneren Bestandteilen der

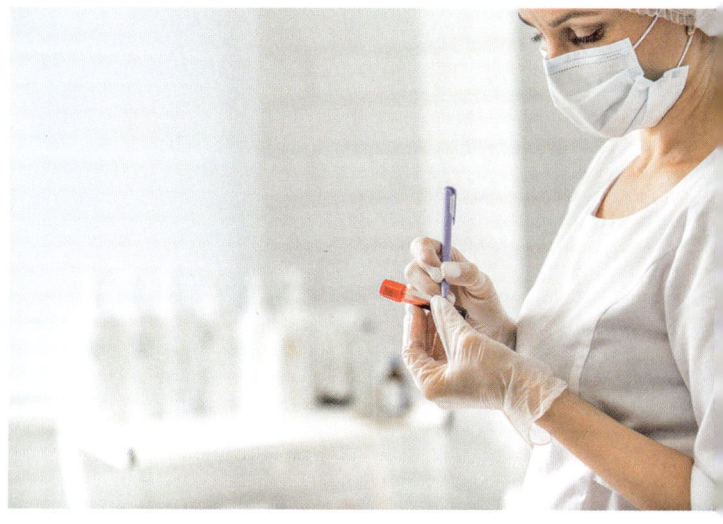

Zellen zu knospen, fällt das der Körperpolizei auf. Die Folge: Fieber, Husten, Herzrasen. Eine heftige Immunreaktion. Am siebten Tag ist das Virus weg. Das Immunsystem schaltet Corona aus. Das Labor findet eine enorme Masse an T-Zellen im Blut der Patientin: Zellen, die das neue Antigen »gesehen« und sich in zwei Kampfgruppen aufgeteilt haben: Die zytotoxischen T-Zellen sind jetzt in der Lage, infizierte Körperzellen zu erkennen und direkt zu töten. Und die T-Helferzellen schlagen mithilfe von Zytokinen im ganzen Körper Alarm. Sie aktivieren damit die Antikörperproduktion der B-Zellen und die wichtigsten Tatortreiniger, die Zelltrümmer und ganze Krankheitserreger auffressen: die Makrophagen. In den nächsten Tagen erholt sich die Patientin und wird komplett gesund – ohne Sauerstoffgerät, ohne Medikamente.

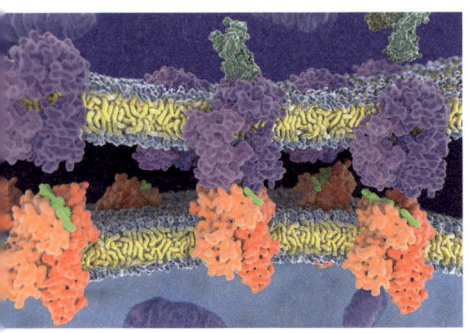

Das Gute kommt von Innen

Es geht wieder einmal nicht um das Böse von außen, sondern um das Gute von innen. Ihr Immunsystem ist schlagkräftig. Da sind: antimikrobielle *Proteine* auf der Haut, Plasma*proteine* in ständiger Alarmbereitschaft im Blut und Botenstoff-*Proteine* (Zytokine), die Immunzellen in Gang setzen. Schließlich von Immunzellen produzierte Antikörper, *Proteine* aus der Klasse der Globuline. Alles *Proteine*. Eiweiß! Je mehr Gesamt-Eiweiß im Blut, desto stärker Ihr Immunsystem. Das ist die Grundlage. Die ist messbar. Und die können Sie ganz einfach stark machen: Indem Sie Eiweiß essen. Eier, Biosteak, Proteinpulver, was auch immer Sie bevorzugen.

Richtig kompetent wird das System allerdings erst, wenn Sie ihm Sauerstoff (Bewegung!) gönnen, Vitamine und Co. und – so seltsam das in schwierigen Zeiten auch klingt – gute Laune!

Bitte merken: Eiweiß macht immun

ESSEN SIE LEBEN

Das Immunsystem funktioniert nur, wenn wir Vitamine essen. Die richtigen Vitamine und genug davon. Das Wichtigste: Vitamin C. Hilft nachweislich auch gegen schwere Virus-Infektionen. Bekannt ist dieser Effekt seit den 1930er Jahren. Seither wurde Vitamin C immer wieder bemüht gegen Grippeviren, SARS und Virus-Pneumonie. Also eine Lungenentzündung, an der man, wie wir derzeit leidlich erfahren, sehr schnell sterben kann. Dass Vitamin C das Immunsystem gegen Infekte stark macht, wurde in zahlreichen Studien nachgewiesen: bei Kindern, bei Erwachsenen, sogar bei Hühnchen, die mit Vitamin C vor Vogelgrippe geschützt sind. Der Vorteil: Vitamin C ist da, es ist billig, es lässt sich massenhaft einsetzen. Das passiert derzeit in Ostasien.

Vitamin C rein, Virus raus

Aus vergangenen Studien wissen wir, dass Vitamin C am stärksten bei den Patienten wirkt, die zuvor schlecht mit Vitamin C versorgt waren. Trifft zu auf alle Raucher, bei Alkoholabusus, bei extrem einseitigen Diäten und zerkochtem Kantinenessen, bei Stress. Wichtig: Vitamin-C-Mangel findet sich bei fast allen Männern über 65 Jahren, also bei der Risikogruppe jeder Viruswelle und denen, die das derzeitige Coronavirus am häufigsten nicht überleben.

Wir wissen auch aus Studien, dass ein paar wenige Hundert Milligramm täglich überhaupt keinen Unterschied machen. Messbar wirksam wird Vitamin C hochdosiert: bei beginnenden Infektionen Empfehlung 1000 Milligramm Vitamin C und 10 Milligramm Zink alle zwei Stunden. Verkürzt auch gewöhnliche Erkältungen. Bei heftiger Infektion, Stichwort Corona, arbeiten Ärzte wie Hyoungjoo Shin in Südkorea mit 30 000 Milligramm Vitamin C als Infusion. Ergebnis: »*Some people got better after about two days, and most had symptoms go away after one injection.*« Heißt übersetzt: Vitamin C rein, Virus raus.

Vitamin C stellt das Immunsystem scharf:

- Vitamin C fördert die Antikörperproduktion,
- stimuliert die Produktion von Interferonen (Proteine mit antiviraler Wirkung),
- unterstützt die Bildung von Killerzellen, T- und B-Immunzellen,
- steigert die Aktivität weißer Blutkörperchen (Granulozyten und Monozyten gehören zur zellulären Immunabwehr),
- schützt die Zellmembran weißer Blutkörperchen vor Selbstzerstörung durch freie Radikale, die während der Immunabwehr entstehen,
- schützt das Bindegewebe und damit die erste Abwehrbarriere,
- stimuliert die Abwehrzellen der Darmschleimhaut
- und verhindert die Bildung von krebserzeugenden Nitrosaminen im Magen-Darm-Trakt.

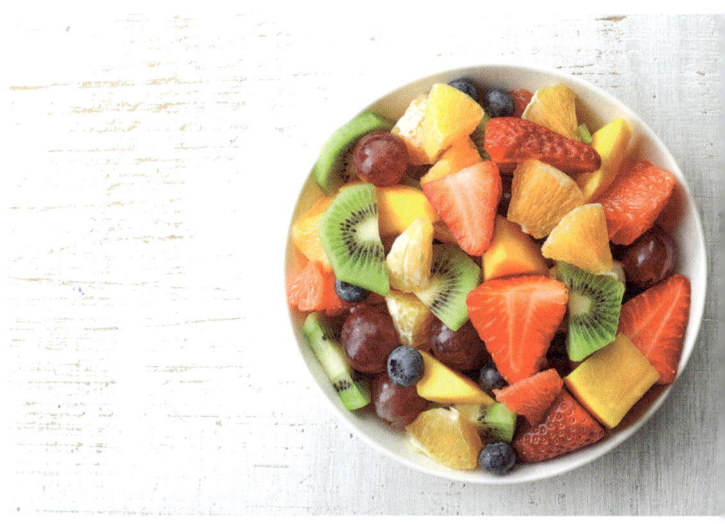

Heißt umgekehrt: Ist zu wenig Vitamin C da, fährt das Immunsystem runter. Das Vitamin gibt's natürlich nicht nur als Pille, sondern steckt reichlich in Paprika, in Brokkoli und Beeren, in Kiwi, Zitronen, Orangen und, was viele nicht wissen: auch in Petersilie. Worauf warten Sie? Essen Sie Leben!

Ernährung ist unsere Medizin, und das Alleskönner-Vitamin C gehört unbedingt dazu.

BAUEN SIE SICH EINE MAUER AUS ... ZINK!

Am 19. Mai 1845 stach der britische Polarforscher John Franklin mit zwei Segelschiffen und rund 130 Mann Richtung Nordpol in See, um die Nordwestpassage zu finden. Niemand überlebte. Als Grund wurde lange Bleivergiftung vermutet, wegen der Konservendosen. Seit Keith Millar von der *University of Glasgow* aber den Fingernagel des Matrosen John Hartnell unter die Lupe nahm, ist klar: Es war Zinkmangel. Fehlt Zink, wird der Mensch anfällig für Infektionen, für Lungenentzündung. Im Eis führt das schnell zum Tod.

Das wichtigste Immun-Spurenelement

Zum Leben brauchen wir Vitamine & Co. Und Co ist zum Beispiel Zink, das Immun-Spurenelement schlechthin. Zink zählt zu den essenziellen Spurenelementen, müssen wir also essen, macht unser Körper nicht selbst. Für das Immunsystem ist Zink so wichtig, weil es

- in mehr als 300 Enzymen enthalten ist, darunter viele mit antioxidativer Wirkung, die Zellen schützen
- beim Aufbau neuer Zellen und beim Zellwachstum hilft (Proteinsynthese),
- bei der Wundheilung hilft (deshalb die Zinksalbe, das Zinkpflaster),
- den T-Zellen beim Reifen hilft und ihre Zahl vermehrt, so dass mehr Immunzellen Krankheitserreger vernichten, Parasiten bekämpfen, infizierte Zellen finden und entsorgen,

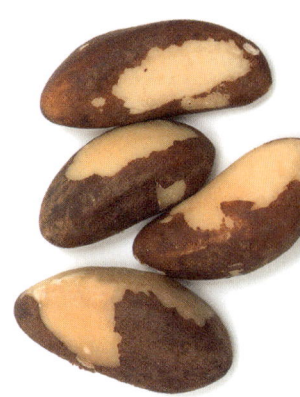

- bei Krebspatienten die körpereigene Bildung von Interferon erhöht (ein Zytokin, also Botenstoff, der sich auf verschiedene Zellen setzen und die Immunreaktion steuern kann),
- bei Aidspatienten die Zahl der T-Immunzellen erhöht,
- bei Herpespatienten die Heilung unterstützt,
- vermutlich sogar in der Lage ist, sich direkt an die Hüllenproteine von Schnupfenviren anzuheften, so dass diese nicht mehr in unsere Zellen eindringen und sich deshalb auch dort nicht mehr vermehren können.

Zink repariert Immunzellen

Janet King vom *Nutrition and Metabolism Center (Children's Hospital Oakland Research Institute)* im kalifornischen Oakland konnte in einer Studie zeigen, dass Zink das Erbgut der weißen Blutkörperchen stabilisiert. Genauer: das Erbgut der Lymphozyten (B-Zellen, T-Zellen, Killerzellen), der Monozyten (daraus entstehen die Makrophagen, die Tatortreiniger bei Infektionen) und der Granulozyten, die Krankheitserreger direkt angreifen. Die DNA dieser Immunzellen ging also weniger oft zu Bruch, und sie wurde häufiger repariert. Und das nach sechs Wochen Einnahme von vier zusätzlichen Milligramm Zink pro Tag. Das Besondere an dieser Studie: Hier wurde nicht gefragt, wie man sich denn nun fühlt, hier wurde im Blut nachgeschaut. Im Labor. Zink bringt also etwas, bewiesen.

Um auf den Matrosen zurückzukommen: Woher kam der

Zinkmangel? Nun, in Dosenfutter war damals leider mehr Blei als Zink. Zink steckt in Fleisch und Käse, auch in Meerestieren und Milch, in Gemüse, Pilzen, Sesam, Mohn und Nüssen. Vegetarier leiden oft an Zinkmangel, weil der Körper das Element aus Pflanzen schlechter aufnehmen kann als aus tierischen Lebensmitteln. Und wie bei so vielen wundersamen Vorgängen im Körper kommt es weniger auf ein einzelnes Element an als auf die Gesamtheit der immunfördernden Vitalstoffe: Neben Zink sind das vor allem Eisen und die Vitamine A, C und E. Dass Sie diese bitte zusammen einnehmen sollten, ist spätestens seit der oft zitierten verheerenden Raucherstudie klar, bei der Betacarotin ohne Vitamin C verabreicht wurde und, wen wundert's, eher schadete als nutzte. Kurz: Vitamin C ist schon als Einzelkämpfer unerreicht. Im Team mit ACE ist es noch besser. Und mit Zink noch mehr.

Infekt im Anmarsch? 10 mg Zink alle 2 Stunden. Plus 1000 mg Vitamin C. Hilft.

SCHÜTZEN SIE SICH MIT B$_{12}$

Müdigkeit, Leistungsschwäche, Herzrasen, Hautkribbeln, Infektanfälligkeit. Manchmal auch: Vergesslichkeit, Depression. Das sind die Symptome von Blutarmut infolge von Vitamin B$_{12}$-Mangel. Und die fand sich bei vegetarisch lebenden Indern in Indien nicht, bei vegetarisch lebenden Indern in England aber extrem häufig. Warum nur? Das fragte sich das Forschertrio Albert, Mathan & Baker vom *Christian Medical College Hospital* im indischen Vellore schon in den 1980er Jahren. Die von ihnen entdeckte Spur ist ein wenig unappetitlich – aber ausgesprochen spannend:

Die im Dickdarm (also im letzten Darmstück vor dem Ausgang) lebenden Bakterien können tatsächlich Vitamin B$_{12}$ produzieren – deshalb findet sich das Vitamin später auch in der Toilette. Leider kann B$_{12}$ aber nur im Dünndarm aufgenommen werden, also im ersten Teil des Darms. Jetzt wird es interessant, denn das hatte man nicht gewusst: Auch im menschlichen Dünndarm lebt Mikroflora, die bedeutende Mengen B$_{12}$ herstellen kann, und das gilt besonders für gesunde Menschen in Südindien. Das völlig andere Essen in England und die anderen hygienischen Bedingungen – weniger Bakterien im Wasser, mehr Klopapier – hatten das ursprünglich überaus gesunde Mikrobiom der Inder verkümmern lassen. Und damit auch ihre Versorgung mit Vitamin B$_{12}$.

Blutkörperchen wachsen nur mit B$_{12}$

Was dann passiert ist, das passiert etlichen Vegetariern und Veganern in Europa: Vitamin-B$_{12}$-Mangel-Anämie. Wie es dazu kommt? Ohne B$_{12}$ funktioniert die Blutbildung nicht. Wo neue Blutzellen wachsen sollen, muss nämlich Erbinformation vervielfältigt werden, und das geht nur mit B$_{12}$. Stockt die Neuproduktion von roten Blutkörperchen, dann blähen sich die, die schon da sind, immer weiter auf. Im Labor finden sich also viel zu wenige, viel zu dicke rote Blutkörperchen in den Proben, die zwar pro Zelle mehr roten Blutfarbstoff enthalten als üblich, aber nicht richtig funktionieren. Die Vorläuferzellenproduktion der weißen Blutkörperchen stockt ebenfalls. Und deshalb stockt auch die gesamte Nachfolgeproduktion: zu wenig B-Zellen, zu wenig T-Zellen, zu wenig Killerzellen, zu wenig Plasmazellen, zu wenig Makrophagen. Die Immunabwehr bricht zusammen.

»Ja, aber!«, ruft jetzt der ein oder andere. In der EPIC-Oxford-Studie sah man doch, dass nur jeder zweite Veganer zu wenig B$_{12}$ im Blut hatte. Ja, stimmt schon. Das kommt daher, weil B$_{12}$ extrem lange in der Leber gespeichert wird. Die Anämie zeigt sich oft erst nach drei, fünf, zehn Jahren. Dann aber heftig, und die Folgen sind teilweise nicht rückgängig zu machen.

Also braucht es Substitution. Die wird schwer Betroffenen anfangs in hoher Dosierung gespritzt, später dann regelmäßig alle paar Monate. Sieht es weniger schlimm aus, kann B$_{12}$ auch oral eingenommen werden. Was allerdings nur bei gesundem Darm funktioniert – oft also nicht. Dann ist die Spritze wieder die bessere Idee.

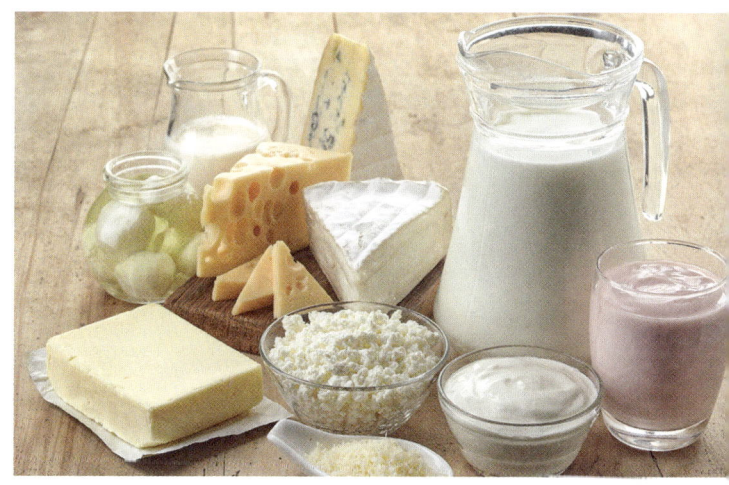

Vitamin B_{12} ist nicht in vegetarischer Kost enthalten, weil es eben von Mikroorganismen produziert wird, die im Darm leben – auch im Darm von Tieren. Die brauchen zusätzlich Kobalt, dann kann B_{12} entstehen und über Fleisch und Fisch, Milch und Eier auf unseren Tellern und schließlich in unserem Knochenmark landen und das tun, was es eben tut: helfen, Blutzellen zu bilden.

Und die frühere, südindische Variante? Ein gesundes Mikrobiom, das sich B_{12} selbst macht? Theoretisch kann man dahin zurück. Die Frage ist nur, woher dann das notwendige Kobalt kommt und woher die notwendigen Bakterien. Und wie man das dann konkret anstellt … ohne Klopapier? Dann doch lieber B_{12} aus der Packung, wenn Sie mich fragen.

B_{12} – und das Immunsystem wacht auf

ESSEN SIE EIER

Sie alle kennen Windpocken. Eine hochansteckende Infektionskrankheit mit typischem Hautausschlag. Viele von Ihnen kennen auch Gürtelrose. Eine Viruserkrankung an den Nervenfasern, bei der die Viren in die Haut einwandern und dort die typischen Blasen erzeugen. Hoch schmerzhaft. Wussten Sie, dass das das gleiche Virus ist? Ein Virus, das bei geschwächter Abwehr leichtes Spiel hat, freie Hand? Habe ich persönlich erlebt. Als Assistent an der Uniklinik plötzlich heftigst schmerzende Gürtelrose am Brustkorb. Mir war völlig klar, woher das kam. Stress! Stress macht das Immunsystem kaputt.

Heute wissen wir, dass Zucker den gleichen Effekt hat. Ein Team um Stanford-Professorin Cornelia M. Weyand, spezialisiert auf Immunologie und Rheumatologie, hat das in einer Studie mit 113 siebzigjährigen Männern herausgefunden. Warum ich das Ergebnis eher amüsant als bahnbrechend finde,

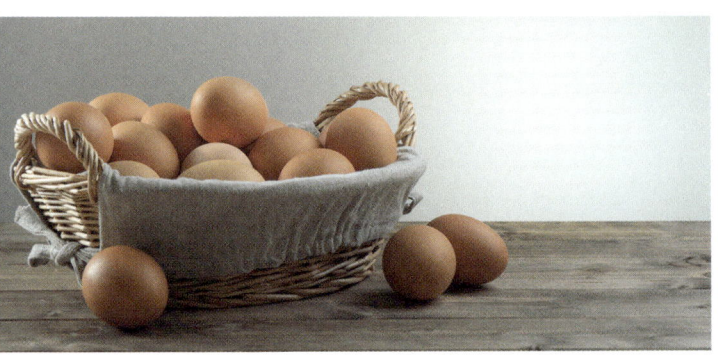

dazu später mehr, vorab ein kleiner Einblick ins Immunsystem: Fresszellen (Makrophagen), die eigentlich die Fettablagerungen in den Blutgefäßen wegfressen sollen, haben selbst höchst unangenehme Eigenschaften. Sie erzeugen massiv freie Radikale, schädigen dadurch die Blutgefäße, und dort lagert sich gleich wieder neues Fett ab. Ein ganz unangenehmer Kreislauf.

Zucker lenkt Immunzellen von der Arbeit ab

Diese unerwünschte Hyperaktivität der Fresszellen wird ausgelöst durch zu viel Zucker. Nennt man Epigenetik. Zucker bedeutet metabolischen Stress für die Zellen und verändert deren biochemisches Profil. Die produzieren dann plötzlich doppelt so viel freie Radikale. Frage nun: Was hat das mit dem Immunsystem zu tun? Diese Frage konnten die Forscher aus Stanford beantworten. Sie fanden heraus:

- Bei Herzpatienten fahren die überfütterten Fresszellen die Produktion des immunhemmenden Moleküls (PD-L1) auf ihrer eigenen Oberfläche hoch.
- Und dieses Molekül belädt sich dann auch noch, für die Forscher unerwartet, mit dem Zuckermetaboliten Pyruvat, also mit einem Zwischenprodukt im aeroben und anaeroben Stoffwechsel.
- Weil die Makrophagen jetzt so viel mit der Glukoseverwertung zu tun haben, können sie sich um die Immunregulierung nicht mehr kümmern.
- Damit legen sie die T-Zellen lahm. Also genau die Zellen, die Windpockenerreger eigentlich in Schach halten sollten.
- So findet die Abwehr von Gürtelrose auslösenden Viren nicht mehr statt und die Gürtelrose bricht aus.

Jetzt kommt das Amüsante: »Dieser Befund deutet darauf hin«, schreiben die Forscher, »dass eine metabolitenbasierte Immuntherapie eine mögliche Strategie zur Wiederherstellung der adaptiven Immunität sein könnte.« Man denkt also darüber nach, mit einer »Immuntherapie« die Zuckermetaboliten von den verstörten Tatortreiniger-Makrophagen irgendwie absprengen. Ich hätte da einen sehr viel simpleren Vorschlag: Keinen Zucker mehr essen! Und das heißt auch: keine Nudeln. Das dürfen Sie allenfalls als Sportler. Der verbrennt die schädlichen Kohlenhydrate. Als Normalmensch produzieren Sie dank Zucker entartete Fresszellen. Mit all den bekannten Folgen.

Weshalb ich diese Arbeit referiere? Weil Sie alle bei Ausbruch der Coronapandemie so viele Nudeln gehamstert haben. Auch Mehl, auch Zucker. Doch Kohlenhydrate machen tendenziell dick und wenn man wochenlang in der Wohnung sitzt, gilt das noch mehr. Verwandelt der Körper dann die zu vielen Kohlenhydrate bei zu wenig Bewegung in Fettsäuren, löst das wieder entzündliche Reaktionen aus. Und schon wieder wird das Immunsystem abgelenkt. Fakt ist: Zucker weg = weniger anfällig für Infekte, und zwar sowohl für Infektionen durch Bakterien als auch durch Viren.

Eiweiß wäre der richtige Weg gewesen.
Je mehr Eiweiß, desto stärker Ihr Immunsystem.

ANTIOXIDANTIEN!

Die Natur bietet uns neben Nährstoffen wie Kohlenhydraten, Eiweiß und Fett auch viel Grünzeug: Salat, auch Gemüse und Obst. Deren Sinn und Zweck scheinen Ballaststoffe, insbesondere aber die Zufuhr von Antioxidantien zu sein. Den meisten von Ihnen bekannt als Vitamin C und Vitamin E. Vitamin C für das wasserlösliche, Vitamin E für das fettlösliche System im Körper. Einverstanden?

Beschäftigt man sich mit Antioxidantien, versteht man plötzlich, wie wichtig die sind für die Erhaltung der Gesundheit und der Leistungsfähigkeit – letztendlich also für das Immunsystem. Antioxidantien sind so etwas wie »biologische Rostschutzmittel« (Uwe Gröber). Sie neutralisieren Radikale und verhindern damit Oxidationen oder Radikalkettenreaktionen. Kurz: Zellenzerstörung. Und da gibt es offenbar noch sehr viel wirksamere Stoffe als Vitamin C und E. Alpha-Liponsäure und Astaxanthin gehören zu den fettlöslichen Antioxidantien. Beide bemerkenswert wirksam.

Astaxanthin: Stärker als alle

Astaxanthin gilt als eines der stärksten Antioxidantien überhaupt. Es wird von Algen produziert, ist verwandt mit den Carotinoiden. Betacarotin färbt zum Beispiel Krebse, Krabben, Hummer und Lachs rot. Ähnlich wie Carotinoide soll Astaxanthin leistungsfähig, stressresistent und gesund machen. Aber sehr, sehr viel stärker: In den Mitochondrien (also den Kraft-

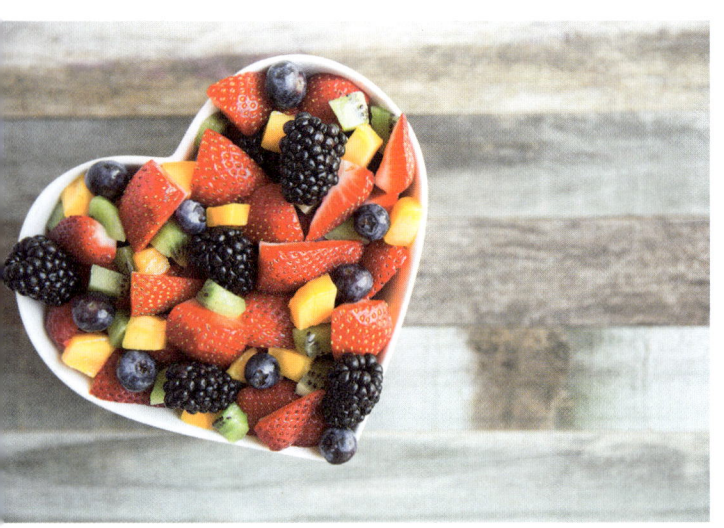

werken der Zellen; hier wird Leben erzeugt) soll dieses Antioxidans sogar mehr als 500 Mal wirksamer sein als Vitamin E. Kommt hinzu: Dank seiner besonderen Molekülstruktur kann Astaxanthin die Doppelmembran der Mitochondrien durchdringen und so auf beiden Seiten helfen: auf der Außenseite der Zelle, wo auch Vitamin C angreift. Und auf der Innenseite, wo Betacarotin und Vitamin C arbeiten. Astaxanthin kann beides. Auf diese Weise wird die Zelle gleichzeitig von außen und von innen vor freien Radikalen und damit vor Oxidation (schädlich) geschützt. Astaxanthin ist sehr gut untersucht. Es schützt nachweislich gegen UV-Strahlen (deshalb beliebt bei Ironman) und es verbessert Konzentration und Laune (deshalb beliebt bei Studierenden). Es braucht also kein Ritalin. Täglich 8 Milligramm Astaxanthin tun's auch.

Alpha-Liponsäure: Breiter wirksam

Alpha-Liponsäure hat meine Altersflecken beseitigt. Sehr sympathisch. Warum es das kann? Alpha-Liponsäure besitzt unter den Antioxidantien das breiteste Wirkstoffspektrum. Ganz erstaunlich: Auch dieses Antioxidans schützt sowohl im fettlöslichen als auch im wässrigen Bereich unserer Zellen gegen freie Radikale. Es schützt die Leber vor freien Radikalen und hilft, Giftstoffe (z. B. Schwermetalle) aus dem Körper zu entfernen. Es verstärkt die Schutzwirkung anderer Antioxidantien wie Vitamin C oder Q_{10}. Besonders effektiv hemmt Alpha-Liponsäure die Eiweißverzuckerung, auch AGE-Bildung genannt.

Der letzte Punkt ist besonders interessant. Denn Altersflecken sind genau solche AGEs unter der Haut. Also Verbindung von Eiweiß plus Zucker. Die Verbindung selbst kommt zustande durch freie Radikale, meistens durch Stress. Möchte man also Altersflecken verhindern, könnte man auf Eiweiß verzichten. Geht nicht. Ihr Körper besteht daraus. Könnte man auf Zucker verzichten. Geht leicht. Der Körper braucht null Kohlenhydrate. Könnte man auf Stress verzichten. Tja. Alternative? Alpha-Liponsäure. 2 x 600 Milligramm täglich oral.

Die Liste der Antioxidantien ist lang: Albumin, Bilirubin, Flavonoide … Viel wichtiger als die Namen ist der Effekt: Antioxidantien nehmen der Arteriosklerose und dem Krebs den Stachel. Klartext: Es wird weniger gestorben.

Antioxidantien machen immun. Bewiesen.

LAUFEN SIE DEM STRESS DAVON

Das menschliche Immunsystem leidet in erster Linie an Stress. So erklärt sich, so meine ich, der Tod doch eigentlich jüngerer Ärzte während der Corona-Pandemie. Die sind überarbeitet. Fragt sich nur: Warum beeinträchtigt Dauerstress die Immunabwehr derartig massiv? Warum setzen Stressreaktionen gleichzeitig Entzündungsprozesse in Gang? Warum diese zusätzlichen Turbulenzen im Immunsystem, wenn der Stress allein doch schon so viel Kraft braucht?

Blick zurück: Steinzeitmensch sitzt vor der Höhle in der Sonne. Es raschelt im Busch. Schreck. Angst. Minutenlang. Der Stresspegel schnell hoch, das Immunsystem geht in Alarmbereitschaft. Irgendetwas zeitgemäß Zotteliges springt hervor und beißt dem Steini ins Bein. Und das ist die Antwort: In dem Moment, in dem das Zotteltier zubeißt, hatte das Immunsystem schon alles vorbereitet. Gut.

Stress schwächt das Immunsystem

Nur: Unser evolutionär gewachsenes Immunsystem ist nicht darauf eingestellt, in Doppelschichten von Patient zu Patient durch die Intensivstation zu hetzen. So führt Dauerstress eben nicht zu einer guten Vorbereitung auf Infektionen (ein Biss ist immer auch eine Infektion), sondern begünstigt sogar noch Infekte. Wunden heilen im Stress messbar langsamer, konnten Forscher um Jean-Philippe Gouin von der *Ohio Stat University Columbus* zeigen. Andere Studien beweisen, dass Impfungen

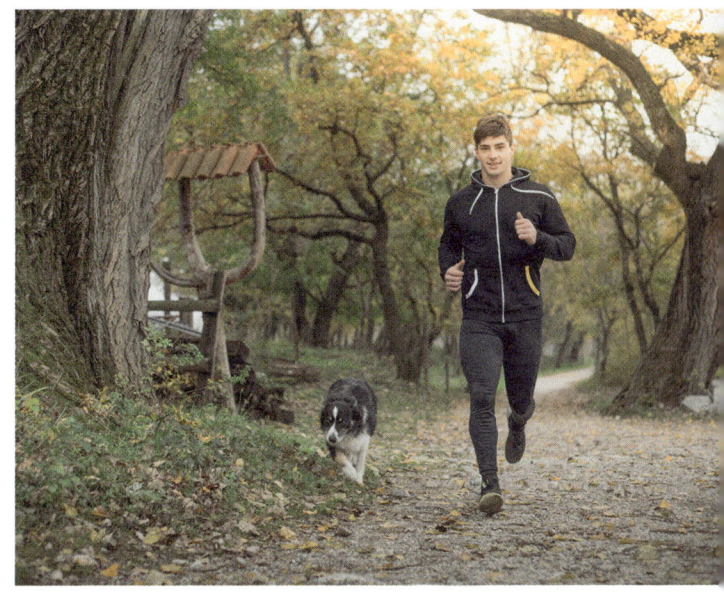

schlechter anschlagen und Krebs schneller kommt. Alles nur, weil das Immunsystem in die Knie geht. Was hilft?

Laufen. Ganz einfach. Alternativ Yoga, Tai-Chi, meditatives Schwimmen oder Radfahren. All das hilft dabei, die Stresshormone herunterzufahren. Sport macht den inneren Arzt doppelt so aktiv und rettet Ihr Leben. Verhindert Brustkrebsrezidive um 50 Prozent, verhindert Infarktrisiko und Infektanfälligkeit um 40 Prozent. Sport erhöht die Ausschüttung von Selbstheilungszellen. Sagt die berühmteste Immunologin der Welt, Professor C. Pert aus dem führenden Forschungsinstitut der Welt, dem *NIH in den USA*, der Kaderschmiede für Nobelpreisträger.

Laufen macht immun – aber nicht im Feinstaub

Doch was jetzt kommt, ist neu: Es macht für Ihr Immunsystem einen riesigen Unterschied, ob Sie Ihren Ironman durch Feinstaubwolken über die Friedberger Landstraße in Frankfurt am Main laufen, oder in Roth durch den Wald joggen. Denn im Feinstaub verstecken sich 20 Prozent Abrieb von Bremsbelägen und die verursachen Entzündungen. Die Wirkung von Immunzellen wird durch diese Partikel ähnlich verringert wie durch Dieselabgase.

Elektroautos ersparen uns also Dieselabgase, ein guter Anfang, aber sie müssen genauso bremsen wie alle anderen Autos auch. An dieser Front also keine Entlastung fürs Immunsystem. Untersucht wurde dieser Aspekt kürzlich von einem Forscherteam um Liza Selley von der *University of Cambridge in Leicester*. Sie nahm Staub aus einer Bremsbelagfabrik und setzte gezüchtete Makrophagen 24 Stunden lang diesen Partikeln aus. Anschließend konfrontierte sie diese Fresszellen mit dem Bakterium Staphylococcus aureus. Dieses Bakterium tragen wir – wenn das Immunsystem stark ist – auf unserer Haut spazieren und lassen es in unserer Lunge leben. Macht uns nichts aus. Ist das Immunsystem aber schwach, erwischt uns das Bakterium kalt: mit Wundinfektion, Muskelerkrankung oder Blutvergiftung. Nach 24 Stunden im Feinstaubbad war die Fähigkeit der Makrophagen, das Bakterium aufzunehmen und zu vernichten, deutlich reduziert. Also:

Laufen macht das Immunsystem stark.
Vor allem in der Natur.

ABWEHR MIT MUSKELPOWER

»Ich wohne über einer Badeanstalt. Hier trainieren Kraftprotze und schwingen ihre mit Blei beschwerten Hände. Während sie sich abmühen oder jedenfalls so tun, als müßten sie sich ab, höre ich Stöhnen, Zischlaute und ganz gepresstes Atmen …« Diese Zeilen aus dem süditalienischen Urlaub schrieb der Philosoph Seneca. Vor 2000 Jahren. So alt ist Kraftsport in Europa! Aufzeichnungen aus China reichen bis 5000 Jahre zurück.

Krafttraining ist die Schlüsselsportart unserer Zeit. Dabei wird alles trainiert. Auch die Kraft (auch!). Darüber hinaus werden vielfältige neuromuskuläre Programme geschrieben, der Körper hormonell in den Aufbaumodus gebracht, die Gefäße trainiert, alles belastete Gewebe, wie Knochen, Sehnen, Knorpel, Muskeln, Faszien, Bänder, Menisken oder Bandscheiben gekräftigt, der Sauerstofftransport im Körper verbessert, neue Nervenzellen gebildet, die Fettdepots abgebaut, das Immunsystem aktiviert.

Je mehr Muskeln, desto mehr immun

Zurück nach Italien, ins Jahr 1999. Am *Laboratorio di Immunologia e Genetica in Bologna* will eine Forschergruppe um Andrea Facchini herausfinden, wie Muskelfitness und Immunsystem zusammenhängen. Die Forscher gehen einen ungewöhnlichen Weg: Sie untersuchen Hundertjährige. Suchen also 37 Italienerinnen und 25 Italiener zwischen 90 und 106 Jahren, nehmen

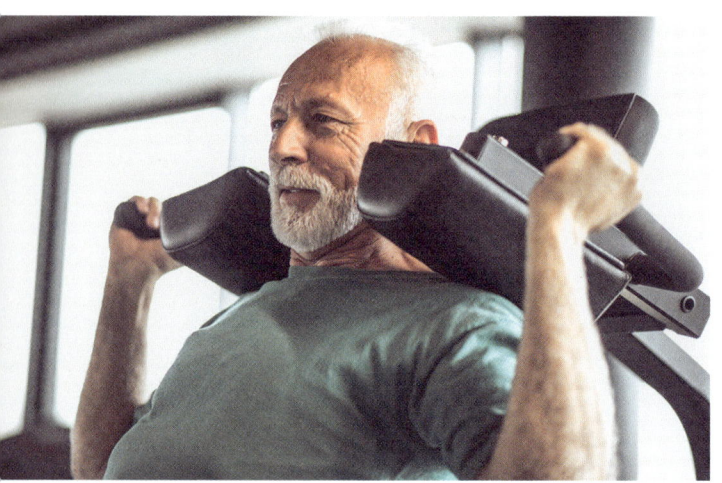

Blut und Muskeln unter die Lupe. Ergebnis: Je mehr Muskeln im Oberarm, desto mehr Killerzellen im Blut. Dazu noch ein interessantes Detail: Je mehr Vitamin D im Blut, desto mehr Killerzellen – also desto stärker das Immunsystem. Heißt für Sie und Ihre älteren Familienmitglieder: Training bis ins hohe Alter macht immun! Funktioniert natürlich nur, wenn die Ernährung stimmt, und das schreibt auch Facchini: »Sowohl Protein- als auch eine Vielzahl spezifischer Mikronährstoffdefizite führen zu einer Stoffwechselinsuffizienz, die sich auf Lymphozyten und mononukleäre Zellen ausdehnt und die spezifischen Abwehrkräfte beeinträchtigt«. Also: Proteine und Vitamin bis Hundert und darüber hinaus.

Blick nach Dänemark, Kopenhagen: Im *Center for Kræft og Organsygdomme des Rigshospitalet* fand Professorin Bente Klarlund Pedersen ebenfalls schon vor 20 Jahren eine spannende

Spur: Beim Krafttraining schütten Muskelzellen den Botenstoff (Zytokin) Interleukin-6 aus. Und jetzt geht es los: IL-6 ruft weitere entzündungshemmende Botenstoffe auf den Plan, und zwar IL-1ra und IL-10. Gleichzeitig drückt Interleukin-6 die Produktion des doppelt üblen Zytokins TNF- herunter: TNF- macht eigentlich Entzündung, und es kann Insulinresistenz auslösen – aber nicht bei Krafttraining. Und es geht noch weiter: Weil Interleukin-6 die Lipolyse und auch die Fettoxidation ankurbelt, kommt es zu einem messbar starken Fettweg-Effekt.

Myokine wirken im ganzen Körper

IL-6 und weitere Botenstoffe können vermutlich noch mehr: Bei regelmäßigem Training heben sie die Stimmung, die sportliche Leistung und die Hirnleistung. Angesichts all dieser positiven Effekte schien es Bente Klarlund Pedersen und ihrem Team ratsam, sich einen besonderen Namen für die wunderbaren Zytokine auszudenken, die bei Krafttraining aus den Muskeln strömen: »Myokine«.

Die gute Nachricht: Sie brauchen nicht einmal in die Apotheke zu laufen, um sich die segensreiche Wirkung der Myokine auf den ganzen Körper zu gönnen. Wenn Sie etwas für Ihr Immunsystem tun wollen, nehmen Sie sich einfach ein paar Gewichte und stemmen Sie. Ja, »stemmen«, nicht »schwingen« wie in Senecas Badeanstalt. Schwingen macht Ihre Arme höchstens länger, aber nicht stärker.

Krafttraining macht abwehrstark

RUHIG BLUT!

Dass man die halbe Welt während der Corona-Pandemie nach Hause in Quarantäne schickte, hat einen übersehenen Nebeneffekt: So wurde nicht nur die Virusübertragung von Mensch zu Mensch gestoppt, sondern ganz nebenbei auch das Immunsystem dieser Menschen unterstützt. Denn: Pausen machen immunstark. Das funktioniert allerdings nur, wenn man den Stresspegel in der Pause auch aktiv runterfährt. Natürlich kann man sich auch stundenlang zu Hause aufregen … Nur: Was bringt das? Nix. Also lieber aktiv entspannen, das macht immunfit. Messbar. Wie sehr das stimmt, wurde in Los Angeles kürzlich gemessen.

Yoga drückt Entzündung weg

Ein Forscherteam um Baruch Rael Cahn an der *University of South California* schickte 26 Amerikaner für drei Monate in ein Yogazentrum. Dort meditierten die Teilnehmer jeden Tag, sie bekamen gesundes Essen und hatten ansonsten Urlaub. Vor dem Dreimonats-Rückzug und danach prüften die Forscher bei jedem den Blutspiegel des Stresshormons Cortisol, die Konzentration der Immunbotenstoffe (Zytokine) und den Wachstumsfaktor BDNF (Brain-derived neurotrophic factor – das ist ebenfalls ein aus Proteinen gebauter Signalstoff).

Ergebnis: Nach den drei Monaten gab es weniger entzündungsfördernde Zytokine (IL-12) und mehr entzündungshemmende Zytokine (IL-10). Es gab mehr Wachstumssignalstoffe. Und für

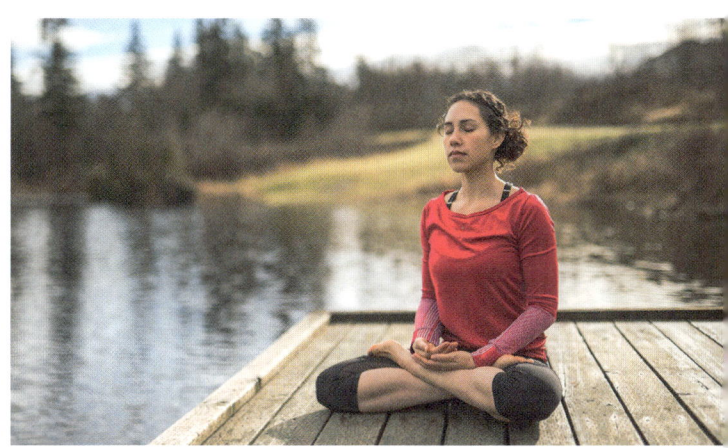

mich überraschend: Die Cortisol-Aufwachreaktion, das ist der ganz normale Anstieg von Cortisol am Morgen, wurde stärker. Die Teilnehmer waren am Morgen also schon vor dem ersten Kaffee hellwach! Weil die ganze Gruppe vor dem Retreat auch noch ihren gefühlsmäßigen Zustand beschrieben hatte, wurde außerdem klar: weniger Depression, weniger Angst und weniger psychosomatische Symptome nach drei Monaten Yoga. Nun: Dass man sich nach drei Monaten Yogaurlaub besser fühlt als zuvor, ist nicht allzu überraschend. Wie sich der Unterschied dann aber im Blut zeigt, ganz konkret messbar im Immunsystem, das ist doch spannend.

Makrophagen lieben Meditation

Gut zu wissen: Es muss nicht immer Yoga sein. Tai-Chi, Qigong, Meditation oder gemütliches Schwimmen und Laufen funktionieren genauso. Es müssen auch nicht drei Monate sein, wer kann sich das schon erlauben? Dass es auch schneller geht, ist bewiesen. Erst kürzlich durch Dr. Julienne Bower und Prof. Michael Irwin vom *Department of Psychology an der University of California (UCLA) in Los Angeles.* Sie werteten 26 randomisierte, kontrollierte Studien zum Zusammenhang zwischen Mind-Body-Therapien (MBTs) und Entzündungen aus und fanden: Praktisch alle Studien zeigten eine verminderte Expression von entzündungsbezogenen Genen und einen Rückgang des Entzündungsfaktors NF-κB. Etliche Studien fanden auch, dass Monozyten (die Vorläuferzellen der Makrophagen = Tatortreiniger) besonders gut und besonders schnell auf meditativen Sport reagieren – wobei schnell heißt: acht Wochen. Will man zusätzlich die im Blut zirkulierenden Entzündungsmarker positiv beeinflussen, dauert das länger.

Das ist der Nachteil und gleichzeitig der Vorteil: Es dauert, aber es ist eigentlich einfach, und man muss sich dazu auch nicht komplett aus der Welt ausklinken. Wer es schafft, meditative Bewegung in seinen ganz normalen Alltag einzubauen, der macht sein Immunsystem immer stärker und stärker. Langfristig, nachhaltig, effektiv.

Zeigt uns wieder: Ihr Immunsystem ist schon da. Es wartet nur darauf, endlich in Aktion treten zu dürfen. Lassen Sie es mal machen.

Stress runter = Immunsystem rauf.

TRINKEN SIE WASSER

Bei Immunfragen meist unterschätzt: der Nasenfaktor. Eine der ersten und wichtigsten Barrieren gegen Bakterien und Viren sitzt uns nämlich mitten im Gesicht, in der Nase. Innen ist die Nase mit einem doppelten Sicherungssystem ausgebaut. Das eine funktioniert mechanisch, das andere immunologisch.

Virenfließband Richtung Säurebad

Zuerst das Mechanische: Die innere Nasenhaut besteht aus einer gut durchbluteten Haut, auf der ein Flimmerepithel sitzt. Was so heißt, weil es hier viele sehr dünne und sehr bewegliche Flimmerhärchen gibt. Wir Menschen gehören zwar laut biologischer Systematik zur Verwandtschaftsgruppe der Trockennasenaffen, aber unsere Nase ist innen alles andere als trocken. Unsere Flimmerhärchen sind vielmehr gut umhüllt von Nasensekret. Fliegt jetzt ein hübsch im Schleimtropfen unseres Gegenübers verpacktes Virus in unsere Nase, bleibt es erst einmal in diesem Nasensekret kleben. Woraufhin die Flimmerhärchen sich hin und herbewegen und den unerwünschten Schleimtropfen millimeterweise Richtung Rachen transportieren. Wie auf einem Fließband wandern so Viren und Bakterien, Feinstaub und Pollen und was wir sonst noch ständig einatmen Richtung Rachen. Dort entscheidet sich dann per Reflex, wie wir die Eindringlinge wieder loswerden: per Husten oder Niesen zurück nach draußen oder durch Herunterschlucken in den Magen mit seinem Säurebad. Das ist die mechanische Abwehr.

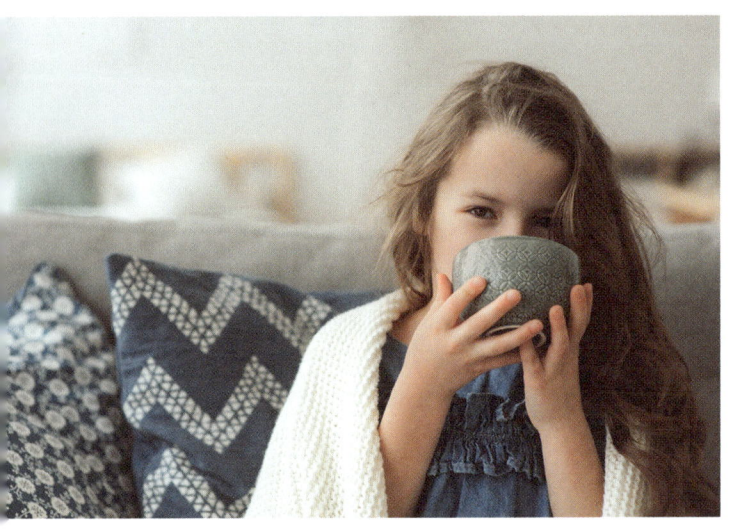

Herausforderung Heizungsluft

Die immunologische Abwehr geht so: Unter der Nasenschleimhaut befindet sich das »nasenassoziierte lymphatische Gewebe«, kurz NALT. Das ist eine Gewebeansammlung, in dem weiße Blutkörperchen Wache halten. Und zwar alle Sorten: B-Zellen, die passgenaue Antikörper auf Eindringlinge abfeuern; T-Zellen rücken mit ihren spezifischen Rezeptoren an, um Eindringlinge abzuschleppen, und Killerzellen fressen gleich alles auf, was nicht in die Nase gehört.

Dieses doppelte Immunsystem – mechanischer Transport nach draußen plus immunologische Gegenwehr – funktioniert nur bei feuchter Nase. Steht Ihr Büroschreibtisch direkt an der Heizung und trocknen die Nasenschleimhäute aus, ist das nicht nur wegen des Juckens und Brennens lästig, sondern auch wegen der verminderten Immunabwehr. Ohne Nasensekret fliegen Krankheitserreger, Staub und Pollen einfach durch, mitten in unseren Rachen und in die Lunge. Das neuartige Coronavirus hat sich genau so vermehrt. Ist von Rachen zu Rachen geflogen, als wir alle gemütlich an der Heizung saßen.

Viel trinken, Wäsche aufhängen

Und das ist ein guter Ansatzpunkt, um das Immunsystem wieder fit zu machen: Wer Flüssigkeit trinkt, hilft dem Körper dabei, seine Schleimhäute feucht zu halten. Die natürliche Regulation der Schleimhäute ist auf Schwankungen eingestellt, der Körper kriegt das hin – also trinken! Sollte auch das nicht gegen trockene Schleimhäute helfen, gibt es noch zwei weitere Immunbooster auf Wasserbasis: Nasensprays mit Salzwasser. Oder, noch viel einfacher: Wasserschüsseln aufstellen oder frisch gewaschene Bettlaken über die Türen hängen.

Dass bei niedriger Luftfeuchtigkeit Grippeepidemien öfter auftreten und Grippeviren ansteckender sind, das ist schon länger bekannt. Auch SARS- und andere Coronaviren mögen es kühl und trocken, lassen sich aber auch von heißer und feuchter Luft nicht wirklich abhalten. Das Wetter können wir nicht ändern, die Viren auch nicht – aber unseren eigenen Nasenfaktor. Also:

Nasenschleimhäute feucht halten – Immunsystem scharf stellen.

SCHLAFEN SIE GUT

Wenn Viren durchs Land ziehen, die man weder richtig versteht noch überhaupt sehen kann, dann sorgt man sich. Und wer sich sorgt, der schläft schlecht. Das ist menschlich, aber gleich doppelt von Nachteil. »Die Sorge bleibt im Ansatz stecken«, schreibt der Philosoph Jürgen Werner. »Weil sich der Sorgende vor allem um sich selber sorgt, um sich und seine Sorge, kommt er nicht voran.« Mit Sorge bessert man seine Lage also nicht, und wenn man nicht schläft, haben es die Selbstheilungskräfte schwer. Denn Schlafen hilft dem Immunsystem. Vor allem in den Phasen des Tiefschlafs räumt sich der Körper so richtig gründlich selbst auf. Selbstheilung!

Tiefschlaf ist Heilschlaf

Dr. Sheldon Cohen vom *Department of Psychology der Universität Pittsburgh* wollte ganz genau wissen, wie Schlaf und Immunsystem zusammenhängen, und unternahm einen Versuch, zu dem die meisten von Ihnen wohl keine Lust gehabt hätten. 153 gesunde Männer und Frauen wagten es: Sie protokollierten zwei Wochen lang, wie viele Stunden sie schlafend im Bett verbracht hatten und gaben auch an, ob sie sich ausgeruht fühlten. Anschließend gingen die Teilnehmer in Quarantäne. Am Tag zwei ließen sie sich fiese Rhinoviren (Schnupfenviren) in die Nase sprühen, dann blieben sie weitere fünf Tage in Quarantäne und ließen ihre laufenden Nasen beobachten. Fazit: Wer im Schnitt weniger als sieben Stunden pro Nacht

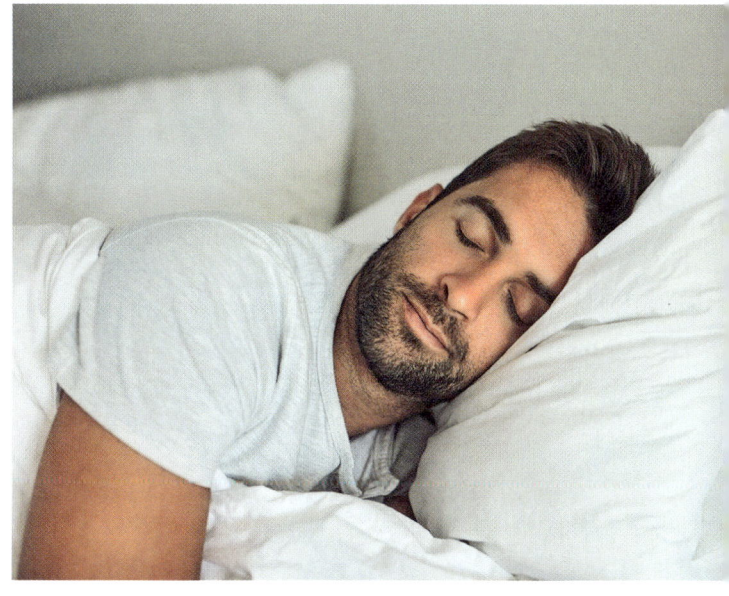

geschlafen hatte, bekam drei Mal (!) häufiger eine Erkältung als diejenigen, die mehr als acht Stunden schliefen. Überzeugend!

Der Witz bei dieser Untersuchung ist aber eigentlich ein anderer. Wer von Ihnen schläft denn mehr als acht Stunden pro Nacht? Die wenigsten tun das. Was heißt: Schon bei einem ganz normalen, ein wenig zu kurzen Alltagsschlaf setzen wir uns einem dreifachen Infektionsrisiko aus! Andere Studien zeigen, dass chronischer Schlafmangel Entzündungen auslöst und dass dies wiederum zu verschiedenen Krankheiten mit entzündlicher Komponente wie Diabetes, Atherosklerose und sogar zu der gefährlichen Autoimmunkrankheit Lupus erythematodes (SLE) führen kann. Kurz: Schlafmangel macht krank.

Küssen hilft!

Der umgekehrte Weg gilt aber auch: Schlaf macht gesund. Das ist der Grund, warum wir so viel schlafen, wenn wir uns eine richtig heftige Infektion zugezogen haben. Im Schlaf stellt unser Körper alle Hebel um auf Selbstheilung. Botenstoffe spielen dabei eine Rolle, Wachstumshormone vor allem. »Ruhig durchschlafen« sind zwei der wichtigsten Worte, wenn Sie Ihre Lebensqualität beurteilen müssten. Können Sie durchschlafen? In den Tiefschlaf gleiten? Also zum Urquell der Lebensenergie? Wenn ja, haben Sie das Einfachste und das Beste für Ihr Immunsystem schon erledigt.

Und Sie können noch etwas tun. Etwas, das zugegebenermaßen nicht ganz direkt mit dem Thema Schlafen verbunden ist – aber eben doch indirekt. Küssen Sie mal wieder! Wir tauschen 4000 Bakterien beim Küssen aus. Milliarden Nervenzellen wachen auf, versetzen den Körper in positiven Stress. Das stärkt das Immunsystem! Und wenn Sie schon dabei sind: Regelmäßige Umarmungen sind auch gut für die körpereigene Abwehr und helfen dabei, Schnupfenviren und Türklinkenbakterien und all den wimmelnden Mikroben auf unseren Smartphones den Garaus zu machen.

Und wo wir schon beim Thema sind: Sex mindert Stress. Je mehr Sie es sich gönnen, »Intimitäten auszutauschen« (wie es technisch heißt), desto weniger Stresshormone haben Sie im Blut. Je weniger Stresshormone, desto besser schlafen Sie. Und desto stärker Ihr Immunsystem. Na dann.

Den besten Immunbooster gibt's ohne Rezept. Im Bett.

ATMEN SIE AUS

Hektisch, schnell, flach. So atmen wir in der normalen Alltagshektik. Diese geringvolumige Atmung, diese Sitzatmung, bringt dem Körper natürlich nur wenig, sehr wenig Sauerstoff. Sie leben auf Sparflamme. Ihre Muskeln, Ihr Herz gewöhnen sich an diesen Sparzustand. Ihr Immunsystem leider auch. Es spart sich kaputt.

Aaaaaaaaaaaus!

Deshalb: Atmen Sie aaaaaaus. Noch länger. Und noch länger. Das Einatmen geschieht ganz von alleine. Braucht Sie nicht zu kümmern. Atmen Sie wieder aus. Aus. Aaaaaaus. Sie nutzen so plötzlich Ihr gesamtes Lungenvolumen. Übersättigen den Körper mit Sauerstoff. Atmen daraufhin immer langsamer. Irgendwann sind Sie bei vier Mal pro Minute angekommen. Genügt völlig. Ihr Puls wird niedriger und Ihr Blutdruck sinkt. Wenn Sie bei dieser Vierer-Frequenz angelangt sind, werden Sie, so mein Versprechen, zu einem kleinen Buddha. Völlig tiefenentspannt, in diesem Moment völlig stressresistent. Die Ruhe selbst. Unangreifbar.

Sie sind wach, aber Ihr Körper fühlt sich so an wie im Tiefschlaf. Und er verhält sich auch so: Er nutzt die Regenerationspause, um Zellschäden in Ordnung zu bringen und Energie aufzutanken. Tiefes Atmen regt Ihre inneren Organe an, der gesamte Körper wird besser durchblutet, der Zellstoffwechsel stimuliert und – das Immunsystem fährt hoch. Die Abwehrkraft wird stärker. Genau diesen Effekt wollen wir.

Und es passiert noch mehr: Wenn Sie tief atmen, nehmen Sie achtmal mehr Sauerstoff auf als bei Ihrer gewöhnlichen Büroatmung. Das bringt Sie in den Sauerstoffüberschuss. Und das merken Sie ganz besonders im Gehirn – als eine Art Rauschzustand. Den Sie jeden Tag haben können, ganz ohne negative Nebenwirkungen.

Ruhig in fünf Minuten

Normalerweise atmet ein Erwachsener rund zwölfmal pro Minute. Unsere Lunge ist also ungefähr 20 000 Mal pro Tag für uns im Einsatz, Tag und Nacht. Wir merken diese Dauerleistung so wenig wie unseren Herzschlag – es sei denn, es bleibt uns vor Stress die Luft weg. Oder wir atmen viel, viel zu schnell. Was dann? Wir brauchen tatsächlich nur fünf Minuten, um runterzukommen. Und ein wenig Mathematik: Zählen Sie beim Einatmen bis 5 und beim Ausatmen bis 10. Das sind 15 Sekunden. Atmen Sie auf diese Weise 20 Mal, schon sind Sie bei vier Atemzügen pro Minute und nach fünf Minuten zum Buddha geworden. Diese Entspannungsübung hilft Ihnen immer, wenn Sie Stress haben oder Herr einer Situation werden wollen. Mit ein wenig Übung können Sie einen Reflex daraus machen. Stress? Aaaaaaausatmen. Stress weg.

Eine meiner Patientinnen kam auf die Idee, sich in ihren Alltag kleine Erinnerungskärtchen aufzukleben. Aufschrift: »Puuuuh!« Am Rückspiegel im Auto, am Türöffner, im Portemonnaie. Funktioniert. Wenn Ihnen mal wieder das Blut hochkocht und Ihr Blick fällt auf das Kärtchen, dann atmen Sie eine Runde, und schon sind Sie wieder im Ruhepuls.

Unruhe, Migräne, Magenkrämpfe, Muskelverspannungen –

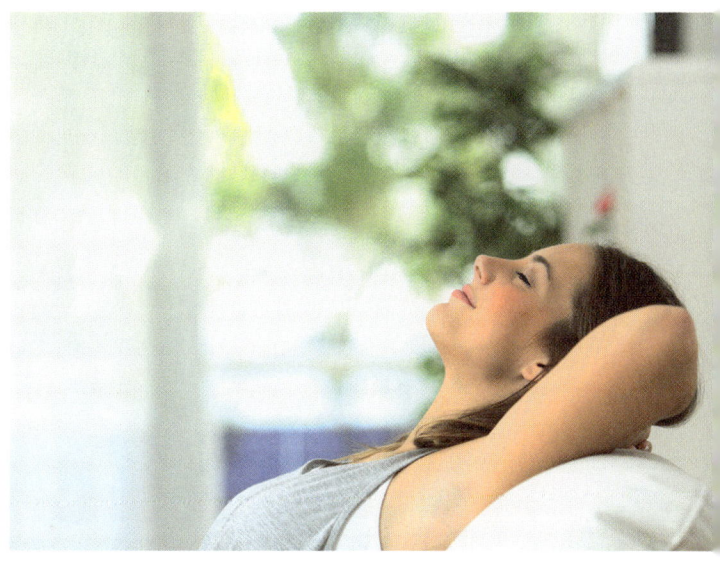

alles das, was uns bei allem Stress noch zusätzlich den Schlaf kostet, lässt sich ohne Pillen behandeln. Nur mit ausatmen. Und wenn Sie noch ein bisschen mehr für sich tun wollen: Lassen Sie die Schultern fallen. Noch ein wenig mehr. Und noch meeeeehr. Sie werden sich wundern, wie viel Verspannung von Ihnen abfallen kann, wenn Sie nur mal loslassen. Was dann passiert? Der Kalziumspiegel steigt, die Gefäße weiten sich, das Immunsystem sagt Danke.

Tiefenatmung macht entspannt immun

RAUS IN DIE SONNE

Viren sind wie Vampire – sie mögen keine Sonne. Denn die Sonne sendet UV-Strahlen, und UV-Strahlen zerstören biologisches Material, also auch Viren. Daher auch die Hoffnung, dass im Sommer insgesamt weniger Viren unterwegs sind – zumindest weniger Grippeviren – und dass wir schon allein wegen des guten Wetters vor Infektion besser geschützt sind. Und es stimmt ja: Wenn vor lauter Ansteckungsgefahr ein großer Abstand zwischen Menschen geboten ist, steckt man sich an der frischen Luft tendenziell seltener an als drinnen. Viren überleben draußen schlechter als an Festhaltestangen von Linienbussen und auf schlecht gewischten Küchentresen. Das ist also der erste Grund, gerade in Zeiten wie diesen an die Sonne zu gehen.

Mit Sonnenlicht macht unsere Haut Vitamin D

Der zweite Grund heißt Vitamin D. Ein ganz besonderes Vitamin, weil wir es selbst herstellen. Und zwar in unserer Haut und mithilfe von Sonnenlicht. Wenn wir regelmäßig draußen sind, ist unsere Haut tatsächlich in der Lage, 80 bis 90 Prozent unseres gesamten Vitaminbedarfs selbst herzustellen. Theoretisch: Praktisch scheint die Sonne in Deutschland im Winterhalbjahr eher sparsam, und wenn wir im Sommer an die frische Luft gehen, dann oft zu kurz oder zu dick eingecremt mit Sonnencreme. Da kommt keine Sonne durch, da wird kein Vitamin produziert und dann knickt das Immunsystem ein. Denn ohne Vitamin D funktioniert das Immunsystem nicht.

Im Laufe des letzten Jahrzehnts haben viele Studien den Zusammenhang zwischen Vitamin-D-Mangel und einem erhöhten Risiko für Infektionskrankheiten bewiesen, und zwar für Sepsis (Blutvergiftung), Lungenentzündung, Grippe, für Infektionen mit dem hochgefährlichen Bakterium Staphylococcus aureus, für Hepatitis und HIV. Warum macht Vitamin D uns immun?

Vitamin D schaltet das Immunsystem an

Vitamin D ist schon in dem Moment dabei, in dem das Immunsystem entsteht: Es reguliert die Abläufe in den Blutstammzellen, aus denen nach und nach alle Blutkörperchen entstehen – also auch die weißen Blutkörperchen inklusive T-Zellen, B Zellen, Killerzellen und Makrophagen. Weil Vitamin D hier schon wichtig ist, wird es derzeit für die Behandlung von Blutkrebs erforscht.

Im Reagenzglas zeigt sich, dass aktives Vitamin D verschiedene entzündungshemmende Abläufe im Körper hochreguliert und Moleküle herunterreguliert, die Immun- und Entzündungszellen aktivieren. Kurz: Vitamin D schaltet Immunzellen an und Entzündungszellen ab.

Und es kann noch mehr: Aktives Vitamin D_3 ist beteiligt am Aufbau von Proteinen, Enzymen, Botenstoffen und ganzen Zellen. Und es hilft mit bei der Herstellung von Serotonin und Melatonin, es ist ein Cofaktor für den ersten Umbauschritt von Tryptophan in 5-Hydroxytryptophan – und lässt uns so besser entspannen und tiefer schlafen. Und Tiefschlaf heißt Heilschlaf.

Blutspiegel messen lassen!

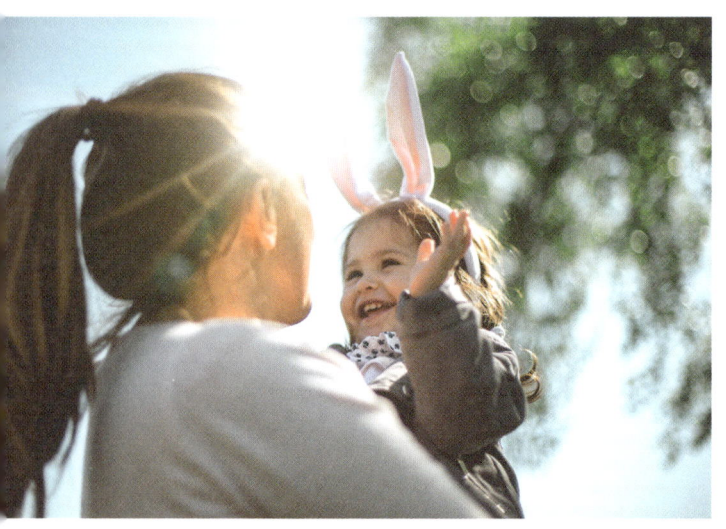

Und wie weiß man nun, ob man sich mit Vitamin D eine ausreichend dicke Schutzmauer gebaut hat? Man kann den Vitamin-D-Spiegel messen lassen. Ganz einfach. Wenn er zu niedrig ist, holt man Tröpfchen oder Tabletten und füllt wieder auf. Das ist leicht, das ist günstig, und das wirkt ziemlich schnell. Es wirkt schnell und sicher gegen Ansteckung. Und ist gerade für ältere Menschen, die sich in Zeiten hoher Ansteckungsgefahr zu Hause aufhalten sollen, eine ausgesprochen gute Idee.

Empfohlener Blutwert: 40 – 80 ng/ml

Tagesdosis für gesunde Erwachsene: 50 I. E. pro kg Körpergewicht, bei Mangel können auch 4000 bis 7000 I. E. eingenommen werden. Allerdings sollte der Blutwert regelmäßig kontrolliert werden und 80 ng/ml nicht überschreiten.

LACHEN SIE!

»Ein fröhliches Herz bringt gute Besserung, aber ein zerschlagener Geist vertrocknet das Gebein«, so heißt es schon in den Sprüchen Salomos. Heute wissen wir: Das Gebein vertrocknet zum Glück nicht, aber bei mieser Laune fährt das Immunsystem runter. Dass das wirklich messbar passiert, wurde kürzlich in Korea bewiesen.

Das auf Geburtshilfe spezialisierte Forschertrio Ryu, Shin und Yang von der *Universität Seoul* schickte 76 Frauen kurz nach der Entbindung in die Lachtherapie. Ja, so etwas gibt es. 38 junge Frauen gingen also zwei Mal pro Woche eine Stunde lang zum Lachen, 38 Frauen aus der Kontrollgruppe bekamen nichts extra zu lachen. Nur zwei Wochen lang, in insgesamt vier Sitzungen wurde gemeinsam gekichert. Um die Auswirkungen des Lachprogramms zu bewerten, werteten die Forscherinnen die Immunantwort (sIgA-Werte) in der Muttermilch aus. Ergebnis der Datenanalyse: Ein signifikanter, also sehr deutlicher Unterschied zwischen der Versuchs- und der Kontrollgruppe.

Wäre doch gelacht!

Fazit: »Ein Wochenbettlachprogramm kann als ergänzende und alternative Intervention angewendet werden.« Wochenbettlachprogramm, schon das Wort klingt komisch. Aber im Ernst: Wenn das bei Müttern funktioniert, funktioniert das dann nicht genauso bei allen anderen? Dann hieße das ja: Infektionen lassen sich weglachen. Zumindest ein wenig.

Wenn wir die ganz schlimmen Infektionen nicht ganz weglachen können, so können wir sie immerhin ein wenig auslachen. »Der Humor ist nicht resigniert, er ist trotzig«, wusste der alte Wiener Seelenkundler Sigmund Freud. Wer lacht, der kann zwar nicht immer die missliche Lage ändern, aber seine Einstellung dazu. Wäre doch gelacht! Deshalb hat Humor so viel mit Würde zu tun. »Wer lacht«, schreibt Freud, der weigert sich, »sich durch die Veranlassungen der Realität kränken, zum Leiden nötigen zu lassen«, er besteht einfach darauf, »dass ihm die Traumen der Außenwelt nicht nahegehen können«. Wer lacht, den muss die Welt nicht kümmern, der ist frei von Angst.

Lachen macht gesund

Und dann passiert das nächste kleine Wunder: Wer frei von Angst ist, der hat auch weniger mit Stress zu tun. Wer weniger mit Stress zu tun hat, der hat weniger mit Stresshormon zu tun. Und wer weniger mit Stresshormon zu tun hat, der hat ein stärkeres Immunsystem. Auch auf diesem Weg macht also Lachen gesund.

Und es steckt an, wieder so ein Wunder der Evolution (nicht nur der menschlichen Evolution, auch manches Tier kann lachen). Wenn einer plötzlich vor Lachen platzt, sich den Bauch hält und schier ausschüttet vor Lachen, der kann ein ganzes Stadion voller Menschen damit anstecken. Lachen hat eine gewaltige soziale Sprengkraft. Sie hebt den Menschen aus jeglichem Schlamassel.

Was die koreanischen Mütter können, das können Sie auch: Lachen Sie! Zweimal pro Woche, eine Stunde lang, am besten mit anderen Menschen zusammen, mit messbarem Effekt im

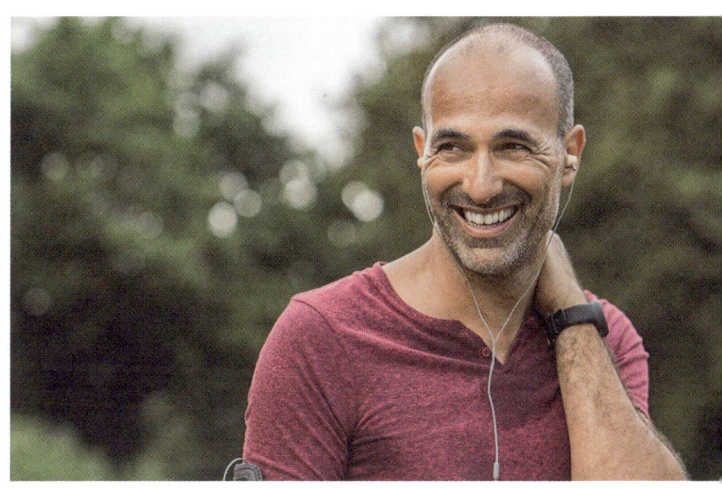

Blut. Wahlweise jeden Tag ein bisschen. Nennen Sie es Frohmedizin. Nennen Sie es Molekularmedizin. Oder: Nennen Sie es Haltung. Sichtbar an allen, die zwar in einer unangenehmen Lage stecken – Quarantäne, Krankenhaus, Intensivstation –, die sich aber trotzdem nicht unterkriegen lassen.

Wir haben immer die Wahl: Wir können resignieren, uns zurückziehen, passiv werden und uns im Leid einkapseln. Oder wir entscheiden uns für ein Leben im TUN, im Optimismus, in der Aktivität – nennen wir es ruhig »Kampf« gegen die Krankheit. Diese Haltung macht den wichtigsten Unterschied zwischen Krankheit und Gesundheit. Glück liegt im TUN. Lachen gehört dazu. Ihr Immunsystem reagiert sofort darauf. Versprochen.

Gesundheit ist auch eine Haltung.

JA: HÄNDE WASCHEN

Wir können uns Viren vorstellen wie eine invasive Spezies, die nach neuem Lebensraum sucht. Viren gab es immer schon, Bakterien auch, Parasiten auch. Sie sind zwar sehr einfache Lebensformen, aber sehr trickreiche: Sie mutieren, sie verstecken sich in der Erbinformation unserer Zellen, sie können sogar in abgelegenen Ecken unseres Körpers überdauern und später noch einmal ausbrechen. Ebola zum Beispiel zieht sich ins Auge zurück. Windpockenviren kommen bei Stress plötzlich an den Nervenenden zum Vorschein als äußerst schmerzhafter Hautausschlag.

Bakterien, Viren und Parasiten waren immer schon hochgefährlich für Menschen. Aber MERS und SARS und Ebola schienen uns immer weiter weg. Dass jedes Jahr 50 bis 100 Millionen Menschen an dem von Mücken übertragenen Denguefieber erkranken, dass 500 000 einen schweren Krankheitsverlauf durchleiden und 22 000 daran sterben, vor allem Kinder, das merken wir hier gar nicht. Auch die hohe Zahl der jährlichen Malariaopfer treibt uns nicht wirklich um. Im Jahr 2017 gab es weltweit geschätzte 435 000 Todesfälle durch Malaria, verglichen mit 451 000 Todesfällen im Jahr 2016 und 607 000 Fällen im Jahr 2010. Die meisten Opfer wieder: Kinder. Mit COVID-19 stehen tendenziell tödlich Infektionskrankheiten jetzt direkt vor unserer Tür.

Coronaviren: ein alter Hut

Dabei sind Coronaviren eigentlich ein alter Hut. Schon lange haben wir sie hier als ganz normale Schnupfenviren, die aggressive Form des Auslösers von COVID-19 war allerdings neu. Und dieses neue Virus wird nicht das letzte neuartige Coronavirus gewesen sein. Peter Daszak, Präsident der *Eco-Health Alliance, New York City*, vermutet bis zu 5000 weitere Coronavirusstämme in Fledermäusen. Fünftausend! Je mehr sich die Umwelt so verändert – Dürre, Brände, Abholzung –, dass Wildtiere und Menschen mehr und mehr zusammenrücken müssen, desto häufiger wird es einem Fledermausvirus gelingen, auf einen Menschen überzuspringen. Invasion. Auch bei Ebola ist genau das passiert.

Und jedes Mal, wenn das passiert, hat unser Immunsystem keine Ahnung von dem, was da kommt. So heißt es. Stimmt aber nicht. Es stimmt nur für die letzte Barriere unseres Immunsystems, es stimmt für die absolut passgenaue Attacke unserer Spezialtruppe mit Gedächtnis: T-Zellen, B-Zellen …

Erste Barriere: Die Haut!

Alle vorgeschalteten Barrieren – Plasmazellen, Killerzellen, Makrophagen – können sofort auf neue Viren-Spezies reagieren und sie tun das auch. Wenn wir unser angeborenes Immunsystem rechtzeitig scharfgestellt haben. Mit Eiweiß, Vitaminen und Co., mit Training und Meditation oder wenigstens Entspannung. Unser inneres angeborenes Immunsystem schützt uns. Doch das ist nur die zweite Linie. Wir haben noch eine erste Barriere, die ebenfalls nicht auf Impfstoffe warten muss.

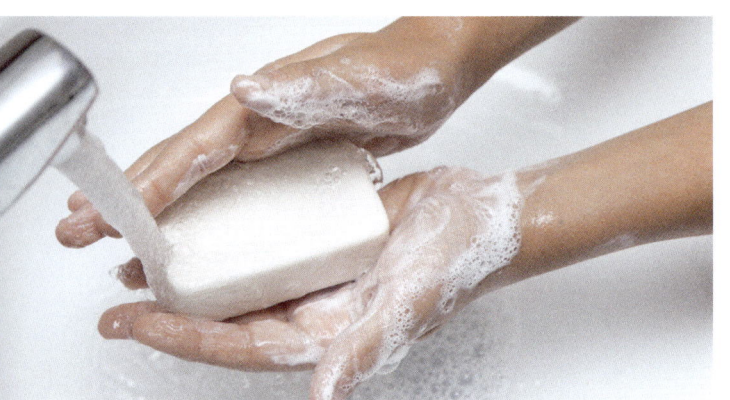

Diese erste Barriere ist gemacht aus Haut, Schweiß und Tränen. Hier landen die Krankheitserreger zuerst, es geht gar nicht anders. Und hier findet unsere erste Abwehr statt. Es klingt immer so wahnsinnig simpel, so ganz un-molekularmedizinisch, aber es ist richtig: Hände waschen macht einen riesigen Unterschied. Ja: Mit Seife. Es ist die Entscheidung zwischen Viren mit sich spazieren tragen, sich selbst und andere anstecken oder gesund bleiben. Denken Sie gerne auch an die Desinfektion Ihrer Ringe, Smartphones, Türklinken, Brillen, Rechnermäuse, Computer- und Klaviertasten – vor allem aber daran, immer schön entspannt zu bleiben.

Also: Das nächste »neue« Virus kommt bestimmt. Und das nächste, und übernächste … Was soll's! Auch damit wird Ihr Immunsystem, wenn Sie es denn fit halten und immer gut die Hände waschen, locker fertig.

Bleiben Sie gesund!

QUELLEN

Tipp 1

Thevarajan, I., Nguyen, T. H. O., Koutsakos, M. et al. Breadth of concomitant immune responses prior to patient recovery: a case report of non-severe COVID-19. *Nat Med* (2020). https://doi.org/10.1038/s41591-020-0819-2

Tipp 2

Atherton, J. G.; Kratzing, C. C. & Fisher, A. The effect of ascorbic acid on infection of chick-embryo ciliated tracheal organ cultures by coronavirus. *Arch Virol.* 1978;56(3):195-9.

Hemilä H. Vitamin C and Infections. *Nutrients.* 2017 Mar 29;9(4). pii: E339. doi: 10.3390/nu9040339

Hemilä, H. & Douglas, R. M. Vitamin C and acute respiratory infections. *Int J Tuberc Lung Dis.* 1999 Sep;3(9):756-61.

Hemilä, H. Vitamin C intake and susceptibility to pneumonia. *Pediatr Infect Dis* J. 1997 Sep;16(9):836-7.

Holmes, K. V. SARS-associated coronavirus. *N Engl J Med.* 2003 May 15;348(20):1948-51.

Leibovitz, B. & Siegel, B. V. Ascorbic acid and the immune response. *Adv Exp Med Biol.* 1981;135:1-25.

Tipp 3

Lingenhöhl, Daniel: Was besiegelte das Schicksal der Franklin-Expedition? In: Spektrum der Wissenschaft, 09.12.2016. Online: www.spektrum.de/news/was-besiegelte-das-schicksal-der-franklin-expedition/1432161

Sarah J Zyba, Swapna V Shenvi, David W Killilea, Tai C Holland, Elijah Kim, Adrian Moy, Barbara Sutherland, Virginia Gildengorin, Mark K Shigenaga, Janet C King, A moderate increase in dietary zinc reduces DNA strand breaks in leukocytes and alters plasma proteins without changing plasma zinc concentrations, *Am J Clin Nutr.* 2017 Feb;105(2):343-351. doi: 10.3945/ajcn.116.135327. Epub 2016 Dec 21.

Wintergerst ES, Maggini S, Hornig DH. Immunenhancing role of vitamin C an zink and effect on clinical conditions. *Ann Nutr Metab* 2006; 50 (2): 85-94

Tipp 4

Albert, M., Mathan, V. & Baker, S. Vitamin B_{12} synthesis by human small intestinal bacteria. *Nature* 1980; 283: 781–782

Gilsing, A., Crowe, F., Lloyd-Wright, Z. et al. Serum concentrations of vitamin B12 and folate in British male omnivores, vegetarians and vegans: results from a cross-sectional analysis of the EPIC-Oxford cohort study. *Eur J Clin Nutr* 2010; 64, 933–939

Waitz; Martin; Schoppmeyer, Maria-Anna: Was ist eine

Vitamin-B12-Mangel-Anämie? TK-Medizintext vom 20.03.2019. Online: https://www.tk.de/techniker/ gesundheit-und-medizin/behandlungen-und-medizin/ bluterkrankungen/was-ist-eine-vitamin-b12-mangel-anaemie-2022010

Tipp 5

Watanabe R, Shirai T, Namkoong H, et al. Pyruvate controls the checkpoint inhibitor PD-L1 and suppresses T cell immunity. *J Clin Invest.* 2017;127(7):2725–2738. doi:10.1172/JCI92167

Tipp 6

Daubrawa, Felicitas Ulrike: Effekte von Astaxanthin und Canthaxanthin auf die Zell-Zell-Kommunikation über Gap Junctions. Inaugural-Dissertation zur Erlangung des Doktorgrades der Mathematisch-Naturwissenschaftlichen Fakultät der Heinrich-Heine-Universität Düsseldorf, 2005. Online: https://docserv.uni-duesseldorf.de/servlets/ DerivateServlet/Derivate-3358/1358.pdf

Tipp 7

Gouin JP, Scarcello S, da Estrela C, Paquin C, Barker ET. Dyadic coping and inflammation in the context of chronic stress. *Health Psychol.* 2016 Oct;35(10):1081-4. doi: 10.1037/hea0000395. Epub 2016 Jul 21.

Selley L, Schuster L, Marbach H, Forsthuber T, Forbes B, Gant TW, Sandström T, Camiña N, Athersuch TJ, Mudway I, Kumar A. Brake dust exposure exacerbates inflammation and transiently compromises phagocytosis in macrophage. *Metallomics.* 2020 Mar 25;12(3):371-386. doi: 10.1039/c9mt00253g.

Tipp 8

Mariani E, Ravaglia G, Forti P, et al. Vitamin D, thyroid hormones and muscle mass influence natural killer (NK) innate immunity in healthy nonagenarians and centenarians [published correction appears in *Clin Exp Immunol* 1999 Jul;117(1):206]. *Clin Exp Immunol.* 1999;116(1):19–27. doi:10.1046/j.1365-2249.1999.00855.x

Pedersen BK, Febbraio M. Muscle-derived interleukin-6--a possible link between skeletal muscle, adipose tissue, liver, and brain. *Brain Behav Immun.* 2005 Sep;19(5):371-6.

Pedersen BK, Steensberg A, Schjerling P. Muscle-derived interleukin-6: possible biological effects. *J Physiol.* 2001;536(Pt 2):329–337. doi:10.1111/j.1469-7793.2001.0329c.xd

Pedersen BK. Exercise-induced myokines and their role in chronic diseases. *Brain Behav Immun.* 2011 Jul;25(5):811-6. doi: 10.1016/j.bbi.2011.02.010. Epub 2011 Feb 25.

Petersen, AMW; Pedersen BK.The anti-inflammatory effect of exercise. *J Appl Physiol* 2005; 98: 1154–1162; doi:10.1152/japplphysiol.00164.2004

Seneca: Philosophie in der Badeanstalt. In: Humor in der
Antike. Stuttgart: Reclam 2006, S. 119–120

Tipp 9

Bower JE, Irwin MR. Mind-body therapies and control of
inflammatory biology: A descriptive review. *Brain Behav
Immun.* 2016;51:1–11. doi:10.1016/j.bbi.2015.06.012

Cahn BR et al: Yoga, Meditation and Mind-Body Health:
Increased BDNF, Cortisol Awakening Response, and
Altered Inflammatory Marker Expression after a 3-Month
Yoga and Meditation Retreat. *Front. Hum. Neurosci.*, 26
June 2017. https://doi.org/10.3389/fnhum.2017.00315

Tipp 10

Fischer, Lars: Verschwindet Covid-19 im Sommer? In:
Spektrum.de Scilogs vom 15.03.2020. Online: https://
scilogs.spektrum.de/fischblog/verschwindet-covid19-sommer/

Tipp 11

Besedovsky L, Lange T, Haack M. The Sleep-Immune Cross-
talk in Health and Disease. *Physiol Rev.* 2019;99(3):1325–
1380. doi:10.1152/physrev.00010.2018

Cohen S, Doyle WJ, Alper CM, Janicki-Deverts D, Turner
RB. Sleep habits and susceptibility to the common cold.
Arch Intern Med. 2009;169(1):62–67. doi:10.1001/
archinternmed.2008.505

Werner, Jürgen: Tagesrationen. Ein Alphabet des Lebens. Frankfurt am Main: Tertium datur 2014. Stichwort »Sorge«, S. 220-221

Tipp 13

Martineau AR et al. Vitamin D supplementation to prevent acute respiratory tract infections: systematic review and meta-analysis of individual participant data. *BMJ* 2017;356:i6583 doi: https://doi.org/10.1136/bmj.i6583

Watkins RR, Lemonovich TL, Salata RA. An update on the association of vitamin D deficiency with common infectious diseases. *Can J Physiol Pharmacol.* 2015 May;93(5):363-8. doi: 10.1139/cjpp-2014-0352. Epub 2015 Jan 26.

Medrano M, Carrillo-Cruz E, Montero I, Perez-Simon JA. Vitamin D: Effect on Haematopoiesis and Immune System and Clinical Applications. *Int J Mol Sci.* 2018 Sep 8;19(9). pii: E2663. doi: 10.3390/ijms19092663..

Colotta F, Jansson B, Bonelli F Modulation of inflammatory and immune responses by vitamin D. *J Autoimmun.* 2017 Dec;85:78-97. doi: 10.1016/j.jaut.2017.07.007. Epub 2017 Jul 18.

Tipp 14

Ryu KH, Shin HS, Yang EY. Effects of Laughter Therapy on Immune Responses in Postpartum Women. *J Altern Complement Med.* 2015 Dec;21(12):781-8. doi: 10.1089/acm.2015.0053. Epub 2015 Oct 23.

Tipp 15

Qiu, Jane: Die Frau, die Coronaviren jagt. Spektrum der Wissenschaft, 17.03.2020. Online: https://www.spektrum.de/news/die-frau-die-coronaviren-jagt/1713320

REGISTER

endlich wieder gut schlafen!

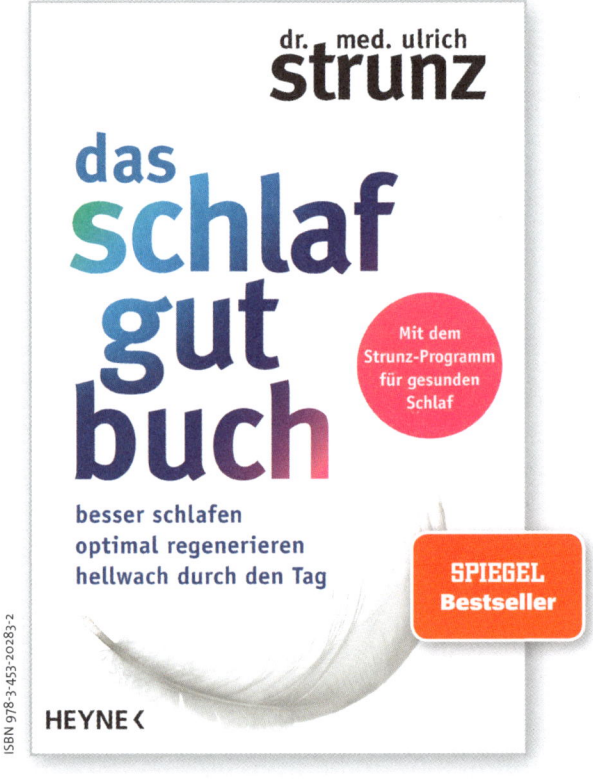

dr. med. ulrich
strunz

das
schlaf
gut
buch

besser schlafen
optimal regenerieren
hellwach durch den Tag

Mit dem
Strunz-Programm
für gesunden
Schlaf

SPIEGEL
Bestseller

HEYNE ‹

ISBN 978-3-453-20283-2

Leseprobe unter heyne.de

HEYNE ‹

herzgesund und fit!

dr. med. ulrich strunz

77 tipps für ein gesundes herz

Fit für ein langes Leben
So halten Sie Ihre Gefäße jung und senken das Herzinfarktrisiko

ISBN 978-3-453-60497-1

HEYNE

HEYNE

hirnfit für immer!

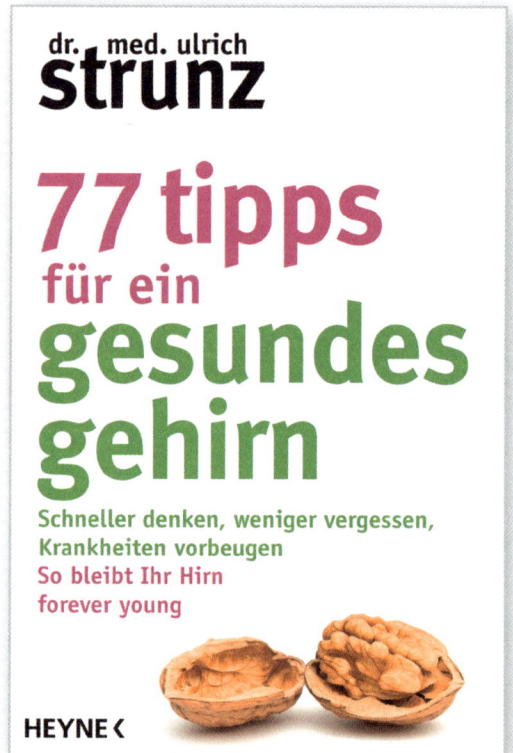

dr. med. ulrich
strunz

77 tipps
für ein
gesundes
gehirn

Schneller denken, weniger vergessen,
Krankheiten vorbeugen
So bleibt Ihr Hirn
forever young

HEYNE ‹

ISBN 978-3-453-60535-0

Leseprobe unter heyne.de

HEYNE ‹